BEI GRIN MACHT SICH IHR WISSEN BEZAHLT

AF167005

- Wir veröffentlichen Ihre Hausarbeit, Bachelor- und Masterarbeit

- Ihr eigenes eBook und Buch - weltweit in allen wichtigen Shops

- Verdienen Sie an jedem Verkauf

Jetzt bei www.GRIN.com hochladen und kostenlos publizieren

Der Placeboeffekt in der Therapie von Migräne-Patienten

Nitem Coskun

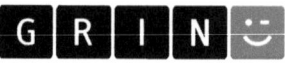

Bibliografische Information der Deutschen Nationalbibliothek:

Die Deutsche Nationalbibliothek verzeichnet diese Publikation in der Deutschen Nationalbibliografie; detaillierte bibliografische Daten sind im Internet über http://dnb.d-nb.de abrufbar.

ISBN: 9783346304063
Dieses Buch ist auch als E-Book erhältlich.

Das Buch bei GRIN: https://www.grin.com/document/958672

Inhaltsverzeichnis

Zusammenfassung

Diese Arbeit beschreibt die möglichen klinischen Auswirkungen einer Placebobehandlung bei Patienten, die an Migräne leiden. Zu diesem Zweck wurde eine umfassende Suche in zwei wichtigen Datenbanken der evidenzbasierten Medizin durchgeführt. Die Diskussion basiert auf den Ergebnissen klinischer Studien mit Placebo-Behandlung von Patienten mit Migräne. Die identifizierten Daten zeigten, dass eine Placebo-Behandlung im Allgemeinen bei Patienten mit Migräne vorteilhafte klinische Endpunkte haben könnte. Obwohl die klinischen Auswirkungen der Behandlungsimplementierung in Abhängigkeit von vielen Faktoren erheblich variieren können, war die Verwendung von Placebo im Durchschnitt mit besseren Ergebnissen im Vergleich zu keiner Behandlung verbunden. Die Variabilität des klinischen Ergebnisses hängt von der Art des Placebos ab. Im Vergleich zu pharmakologischen Placebos waren chirurgische und Akupunktur-Placebo-Verfahren beispielsweise mit deutlich besseren Ergebnissen verbunden. Die Informationen, die den Patienten zur Verfügung gestellt werden, sowie der kulturelle Hintergrund können diesbezüglich auch erhebliche Auswirkungen haben. Es ist allerdings klar, dass Placebo nicht die Hauptbehandlung einer Krankheit sein kann. Kliniker sollten jedoch in Erwägung ziehen, die unterschiedliche Methodik in Ansätzen für mehrkomponentige Erkrankungen wie Migräne zu verwenden. Zukünftige Forschung sollte den Nutzen einer Placebo-Behandlung für die standardmäßige pharmakologische Behandlung von Migräne bestimmen.

1 Einführung

Placebos sind ein wichtiger Bestandteil der modernen Gesundheitsversorgung. Sie wurden hauptsächlich in Drogentestuntersuchungen, experimentellen Forschungen sowie klinischen Studien zur Bewertung verschiedener Behandlungsoptionen, Arzneimittelwirkungen und Ergebnissen eingesetzt. Die so genannte Placebo-Kontrolle wurde heute zum Standard klinischer Untersuchungen. Placebo-kontrollierte Studien liefern die höchsten medizinischen

Beweise, werfen jedoch auch eine Reihe ethischer Bedenken hinsichtlich der Beziehungen zwischen Patient und Arzt auf. Dennoch sind diese Studien für die Beurteilung der Validität der Behandlung von entscheidender Bedeutung und zeigen, ob der postulierte Wirkungsmechanismus einen klinisch relevanten Unterschied ausmacht.

Interessanterweise haben jedoch auch verschiedene Arten von Placebos (d. H. Chirurgische, pharmakologische oder alternative Medizin) ihren Platz in der klinischen Praxis gefunden. Letzteres ist hauptsächlich auf einen Placebo-Effekt zurückzuführen – ein unerwartetes positives Ergebnis, das entweder durch die Wahrnehmung von Patienten oder Ärzten beeinflusst wird. Dies ist der Grund, warum verschiedene Placebo-Therapien bei der Behandlung von Erkrankungen eingesetzt wurden, bei denen verschiedene subjektive und psychologische Aspekte eine wichtige Rolle spielen. Migräne gilt als eine von ihnen.

Migräne ist eine Erkrankung, die durch wiederkehrende mittelschwere bis schwere Kopfschmerzen gekennzeichnet ist und manchmal von Übelkeit und Erbrechen sowie einer Empfindlichkeit gegenüber Licht, Geräuschen oder Gerüchen begleitet wird. Trotz umfangreicher wissenschaftlicher Forschungen in den letzten Jahrzehnten bleibt Migräne das ungelöste Problem der modernen Medizin. Etwa 15% der Weltbevölkerung sind betroffen, sowohl Frauen als auch Männer, sowohl Kinder als auch Erwachsene.

Diese narrative Literaturrecherche zielt darauf ab, die gemeinsamen Ursachen der Migräne und Behandlung mit Placebo auf der Grundlage der jüngsten verfügbaren bestmöglichen medizinischen Beweise zu finden. Dies hilft zu verstehen, inwieweit die Anwendung einer Placebo-Behandlung die Behandlung von Migräne beeinflussen kann.

2 Theorie

Bevor auf die Details des Themas eingegangen wird, ist es wichtig, die theoretischen Hintergründe zweier verschiedener Konzepte kurz zu betrachten.

2.1 Placebos

Placebos gelten als inerte Substanzen oder Behandlungen, die keinen therapeutischen Nutzen haben. Dazu gehören Pillen, Injektionen oder sogar chirurgische Eingriffe (Scheinoperationen) (Thompson, 2000).

Ein etwas anderer Begriff, der als Placebo-Effekt bezeichnet wird, steht für eine Verbesserung der Symptome der Patienten, die auf ihre Teilnahme an der therapeutischen Behandlung mit allen symbolischen und rituellen Teilen zurückzuführen ist, jedoch nicht auf die Wirkung von Agenten oder auf die Behandlung selbst. Dies wird häufig für medizinische Forschungszwecke verwendet, bei denen das Placebo so gestaltet ist, dass es einer aktiven Medikation oder Therapieoption maximal ähnelt, um den Einfluss eines Patienten und / oder eines Arztes auf das Ergebnis auszuschließen. Gruppen, die Placebos erhalten, bilden normalerweise die Kontrollgruppe in medizinischen Studien und Untersuchungen. Darüber hinaus ist in klinischen Studien bekannt, dass Veränderungen im Placebo-Arm Placebo-Reaktionen sind. In klinischen Situationen kann ein Patient eine Placebo-Behandlung erhalten, um ihn oder sie zu der Ansicht zu bringen, dass es sich um eine tatsächliche aktive Therapie handelt. Letzteres ist jedoch eine ethische Frage (Kupers and Marchand, 2005; Benedetti, 2010).

Mit anderen Worten, der Placebo-Effekt ist der Unterschied im Ergebnis zwischen denjenigen, die keine Behandlung erhielten, und denen, die ein Placebo erhielten. Egal wie positiv das Endergebnis von Placebo ist, diese Wirkungen unterscheiden sich ziemlich von denen, die durch konkrete Therapien mit Wirkstoffen und durch tatsächliche Manipulationen hervorgerufen werden. Placebo-Effekte beruhen auf Umwelteinflüssen und tiefen Überzeugungen im Zusammenhang mit medizinischen Eingriffen (Benedetti, 2015).

Die entgegengesetzte Stelle des Placebo-Effekts ist der Nocebo-Effekt, der manchmal als negativer Effekt von Placebo bezeichnet wird. Hier treten unerwünschte Ereignisse nach der

Verabreichung von Placebo auf, die wiederum stark von der Wahrnehmung, Erwartung und kognitiven Funktion des Patienten beeinflusst werden (Colloca, Sigaudo and Benedetti, 2008).

Placebos-Effekte werden mit komplexen neurolobiologischen Mechanismen erklärt, an denen spezifische Rezeptoren und Transmitter beteiligt sind, die sich in relevanten Hirnarealen befinden, wie der präfrontalen Cortex, der Amygdala, der anterioren Insula und dem rostral anterioren cingulären Cortex. Der psychologische Aspekt dieser Effekte ist von grundlegender Bedeutung, da Placebos den Krankheitsprozess oder -zustand nicht wirklich beeinflussen, sondern die Wahrnehmung einer Person in Bezug auf sie beeinflussen. Es ist wichtig zu verstehen, dass Placebos nicht heilen können, sondern nur einige Symptome und Zustände verbessern (Oken, 2008).

Krebs kann nur mit etablierter Strahlentherapie, Chemotherapie, Operation oder Kombination davon behandelt werden. Verschiedene Arten von Placebos können jedoch zu einer erheblichen Entlastung der Nebenwirkungen der Therapie führen. Placebos werden häufig in der Schmerzbehandlung eingesetzt - der Zustand, der keine objektive Messung hat und von Person zu Person variiert. Es ist nicht überraschend, dass eine Reihe von psychiatrischen Erkrankungen und Erkrankungen, die stark vom psychischen Zustand des Patienten betroffen sind, mit Placebos behandelt werden. Darunter befinden sich auch einige neurologische Zustände, die von einer Schmerzempfindung begleitet werden (Kaptchuk and Miller, 2015).

Cochrane Review aus dem Jahr 2010 bewertete die Auswirkungen von Placebo-Interventionen im Allgemeinen über alle klinischen Bedingungen hinweg und untersuchte die Auswirkungen von Placebo-Interventionen auf bestimmte klinische Bedingungen. Autoren fanden nicht, dass Placebo-Interventionen im Allgemeinen wichtige klinische Auswirkungen haben. In bestimmten Situationen können Placebo-Interventionen jedoch die vom Patienten gemeldeten Ergebnisse beeinflussen, insbesondere Schmerzen und Übelkeit (Hróbjartsson and Gøtzsche, 2010).

2.2 Migräne

Migräne wird als eine häufige episodische neurologische Erkrankung definiert, die durch einen Kopfschmerz gekennzeichnet ist, der im Allgemeinen mit Übelkeit und/ oder Licht- und Schallempfindlichkeit verbunden ist (Goadsby, Lipton and Ferrari, 2002). Migräne ist eine ziemlich häufige Erkrankung, die etwa 15% der Weltbevölkerung betrifft. Im Allgemeinen ist es bei Frauen häufiger als bei Männern (Stovner *et al.*, 2006). Typischerweise sind die Kopfschmerzen moderat bis stark und betreffen eine Kopfhälfte. Sie pulsieren in der Natur und dauern zwischen 2 und 72 Stunden. Der Schmerz wird im Allgemeinen durch körperliche Aktivität verschlimmert. Bis zu einem Drittel der Menschen (15-30%) haben eine Aura, eine kurzzeitige Sehstörung, die signalisiert, dass die Kopfschmerzen bald auftreten werden. Menschen mit Migräne mit Aura können dies jedoch auch ohne Aura erleben. Die Schwere und Dauer des Schmerzes, autonome Symptome sowie deren Häufigkeit variieren von Fall zu Fall.

Die genaue Ursache von Migräne ist nicht bekannt. Der zugrunde liegende Mechanismus für die Entwicklung von Migräne ist eine erhöhte neuronale Erregbarkeit durch verschiedene Mechanismen. Genetische Faktoren könnten für die Entstehung dieser Störung prädisponieren, und darüber hinaus gibt es viele Auslöserfaktoren, zu denen Stress, Menstruation, visuelle Reize, Wetteränderungen, Nitrate, Fasten, Wein, Schlafstörungen und Aspartam gehören (Cutrer, 2010).

Aura wird durch neuronale Dysfunktion verursacht, die durch eine schnelle Welle neuronaler Erregung, gefolgt von einer verlängerten Periode einer verringerten neuronalen Aktivität und schließlich einer neuronalen Erholung, verursacht wird (Goadsby, Lipton and Ferrari, 2002).

Migräne ist eine Erkrankung wiederkehrender Episoden, die in der Regel selbstlimitiert sind. Die Angriffe entfalten sich durch eine Kaskade von Ereignissen, die sich über mehrere

Stunden bis Tage ereignen. Ein klassischer Migräneanfall durchläuft vier Phasen: das Prodrom, die Aura, die Kopfschmerzen und den Postdrome. Das Prodrom geht Stunden bis Tage vor den Kopfschmerzen vor und besteht aus affektiven oder vegetativen Symptomen. Aura (visuelle, sensorische, verbale oder motorische Störungen) tritt meistens unmittelbar vor pochenden, meist einseitigen Kopfschmerzen auf, was die Schmerzphase ist. Übelkeit und Erbrechen, Photophobie und Phonophobie begleiten häufig den Kopfschmerz. Die letzte Phase ist der Postdrom, der durch Symptome gekennzeichnet ist, die nach dem Migräneanfall auftreten (Goadsby, Lipton and Ferrari, 2002).

Wenn Angriffe länger als 72 Stunden dauern, wird der Zustand als Status Migrainosus bezeichnet. Episodischer Migräneanfall kann sehr häufig werden und sich somit in eine chronische Migräne verwandeln, bei der Kopfschmerzattacken an mehr als 15 Tagen im Monat auftreten. Daher leiden diese Patienten täglich oder fast täglich an Kopfschmerzen von geringer bis mäßiger Schwere und gelegentlich verstärkten Schmerzen mit ausgeprägteren Migräneeigenschaften (Weatherall, 2015).

Die Diagnose einer Migräne wird anhand des klinischen Erscheinungsbildes gestellt. In einigen Fällen ist jedoch möglicherweise ein Neuroimaging für die Differentialdiagnose erforderlich (Ward, 2012).

Die Behandlung von Migräne kann in zwei Ansätze unterteilt werden: Management akuter Anfälle und Prävention oder Prophylaxe.

Die Behandlung akuter Anfälle besteht aus verschiedenen Gruppen von pharmakologischen Wirkstoffen wie NSAIDs (Aspirin, Ibuprofen, Naproxen und Diclofenac), Triptanen (Sumatriptan, Rizatriptan, Eletriptan), deren Kombination, Dopaminrezeptorantagonisten (Chlorpromazin, Prochlorperazin und) Metoclopramid). Das Hauptziel der Behandlung ist es, eine zuverlässige, schnell wirksame Behandlung akuter Anfälle zu finden, die die Symptome lindert und die Funktion wiederherstellt. Die Behandlungsmethoden sollten auf die Schwere der Kopfschmerzen und Behinderung des Patienten abgestimmt sein (Becker, 2015).

Eine prophylaktische Kopfschmerzbehandlung ist angezeigt bei langanhaltenden oder häufigen Kopfschmerzen, die die täglichen Aktivitäten beeinträchtigen und zu erheblichen Behinderungen führen. Es kann auch angezeigt sein, um das Risiko neurologischer Schäden bei bestimmten Migränetypen zu reduzieren. Präventive Therapie umfasst die Förderung einer guten Schlafhygiene, routinemäßiger Mahlzeiten und regelmäßiger körperlicher Bewegung. Beta-Blocker (Metoprolol, Propranolol und Timolol), Antidepressiva (Amitriptylin und Venlafaxin) und Antikonvulsiva (Valproat und Topiramat) können ebenfalls für prophylaktische Maßnahmen verschrieben werden (Silberstein *et al.*, 2012).

3 Methode

Um eine genauere klinische oder gesundheitsbezogene Forschungsfrage zu formulieren und zu beantworten sowie Strategien zur Literatursuche zu entwickeln, wurde der PICO-Prozess verwendet.

Tabelle 1: der PICO-Prozess	
P – Patient, Problem oder Bevölkerung	erwachsene Patienten (über 19 Jahre) mit feststehender Migräne-Diagnose (mit oder ohne Aura)
I – Intervention	Placebos
C – Vergleich, Kontrolle oder Vergleicher	jede andere etablierte Behandlungsoption für Migräne
O – Outcome	Linderung der Symptome

Mit dieser Technik wurde folgende Forschungsfrage gerahmt: Inwiefern der Einsatz von Placebos Einfluss in der medikamentösen Behandlung von erwachsenen Patienten mit

Migräne im Vergleich zu standardisierter Behandlung einnimmt. Um diese Frage anhand der jüngsten Daten zu beantworten und die besten verfügbaren medizinischen Nachweise zu liefern, wurde die systematische Suche in zwei Datenbanken (Medline via PubMed und EMBASE via Ovid) verwendet. Verschiedene Kombinationen der folgenden Begriffe wurden verwendet, um relevanten Inhalt zu finden: "Migraine Disorders"; "Ophthalmoplegic Migraine"; "Migraine without Aura"; "Migraine with Aura"; "Hemiplegic Migraine"; "Familial Hemiplegic Migraine"; "Episodic Migraine"; "Hemiplegic Migraine"; "Menstrual Migraine"; "Placebos"; "Placebo Effect". Die Suche beschränkte sich auf Volltextstudien an erwachsenen Menschen, die entweder in englischer oder deutscher Sprache veröffentlicht wurden, und zwar ohne Einschränkung des Veröffentlichungsdatums.

Die Entscheidung, Studien über Kinder und Jugendliche auszuschließen, basiert auf der Überzeugung, dass Kinder eine bestimmte Bevölkerung mit bestimmten Merkmalen und Anforderungen darstellen, bei denen sich der Krankheitsverlauf sowie die Behandlung von Erwachsenen unterscheiden und zu Voreingenommenheit führen können. Darüber hinaus könnten Placebos unterschiedliche Auswirkungen auf Erwachsene und Kinder haben. Alle Artikel beschränkten sich auf klinische Studien (sowohl randomisierte (RCT) als auch nicht randomisierte klinische Studien), um die besten verfügbaren klinischen Nachweise zu liefern.

Nach der ersten Suche wurden alle Abstracts der Artikel zusätzlich nach relevanten Inhalten durchsucht, wodurch viele Publikationen ausgeschlossen wurden.

Zusätzlich zu den oben genannten Datenbanken wurde eine umfassende Suche in mehreren klinischen Zeitschriften mit bestem Beweismaterial durchgeführt, darunter *the British Medical Journal (BMJ), New England Journal of Medicine (NEJM), Journal of American Medical Association (JAMA), Neurology, Annals of Neurology.*

Zuletzt wurden alle Artikel, für die Einschluss- und Ausschlusskriterien bestanden wurden, zusätzlich nach Referenzen durchsucht, um die Suche zu maximieren. Dadurch wurde sichergestellt, dass keine nennenswerten wissenschaftlichen Arbeiten versäumt wurden.

4 Ergebnisse und Diskussion

Migräne-Symptome, die die tägliche Lebensaktivität von Patienten, die von dieser Störung betroffen sind, beeinträchtigen und ihre Lebensqualität beeinflussen, sind nicht nur auf Schmerzen (d. H. Kopfschmerzen) beschränkt. Wie wir bereits gesehen haben, gibt es eine Reihe von Störungen, die der Folge von Kopfschmerzen vorangehen und folgen. Es ist daher nicht immer einfach, die Endeffekte der Behandlung zu messen, insbesondere wenn es um den Placebo-Effekt geht. Der Schwerpunkt der Placebo-Effekte richtet sich jedoch auf die Schmerzen. Die meisten der identifizierten Studien verwendeten zwei Parameter der Ergebnisse: Schmerzlinderung (oder Verbesserung der Symptome) und schmerzfreie Zeit. Eine weitere große Herausforderung bei der objektiven Beurteilung der Placebo-Effekte in Migränestudien ist der episodische oder spontane Krankheitsverlauf und die Attacken. (Speciali, Peres and Bigal, 2010).

In einem umfangreichen systematischen Review wurde eine Meta-Analyse von 79 klinischen Studien durchgeführt, um zu untersuchen, ob verschiedene Arten von Placebo-Behandlungen mit unterschiedlichen Reaktionen verbunden sind, wobei die Studien zur Migräneprophylaxe für diese Analyse verwendet wurden (Meissner *et al.*, 2013). Hier haben die Autoren mehrere wichtige Endpunkte betrachtet: eine Reduzierung der Angriffshäufigkeit von mindestens 50%. Andere verfügbare Ergebnisse in der Reihenfolge ihrer Präferenz beinhalteten eine Reduktion der Migränetage um 50% oder mehr, die Anzahl der Tage mit Kopfschmerz oder der Kopfschmerzbewertung oder eine signifikante Verbesserung, die von den Patienten oder ihren Ärzten beurteilt wurde. In diesen Analysen wurden alle 3 Arten von Placebos für Migräne (Scheinakupunktur, Scheinoperationen und pharmakologische Placebos) untersucht. Das

Ausmaß der Reduktion der Migränehäufigkeit variierte systematisch zwischen verschiedenen Placebo-Typen. Es ist interessant festzustellen, dass sowohl Scheinoperationen als auch Scheinakupunktur effektiver sind als orale Placebo-Therapien, die ähnliche Ergebnisse wie injizierte Placebos zeigten. Placebos für Kräuter, Vitamine oder homöopathische Arzneimittel, ein Schein-Elektromagnet-Gerät und eine Schein-kognitive Verhaltenstherapie schienen die gleiche Wirksamkeit wie das pharmakologische Placebo zu haben. Die Ergebnisse legen auch nahe, dass die Reaktion auf Scheinakupunktur und Scheinoperationen genauso groß sein kann wie die mittlere Reaktion auf aktive Medikamente.

Die Therapieumgebung kann einen wesentlichen Einfluss auf die Endpunkte haben. Studien zeigten daher, dass der Kontext und die Bedeutung einer Placebo-Behandlung wichtiger sind als das Placebo-Vehikel selbst (Di Blasi et al., 2001; Benedetti and Amanzio, 2011).

Es gibt jedoch einige widersprüchliche Ergebnisse. Eine Studie an 1800 Patienten mit Migräne zeigte zum Beispiel, dass es keinen Unterschied bei der Behandlung zu Hause oder im Krankenhaus gab (De Craen et al., 2000).

Dies könnte auch letztendlich erklären, warum Scheinoperationen und Scheinakupunktur, bei denen sich die Umgebung von einer einfachen Medikamenteneinnahme unterscheidet, in der oben genannten systematischen Überprüfung bessere Ergebnisse erzielt haben. Patienten haben tendenziell mehr Erwartungen an chirurgische und Akupunkturverfahren, die beeindruckende Behandlungsrituale beinhalten (Kaptchuk, 2011).

Ein weiterer interessanter Befund ist, dass Placebos in der Akutbehandlung wirksamer sein könnten, wenn mit leichten bis mäßigen Migräne-Graden umgegangen wird. Dasselbe Papier weist auch darauf hin, dass die Verabreichung über die Nase im Vergleich zur oralen Einnahme zu besseren Verbesserungsraten führen kann (Macedo, Farré and Baños, 2006).

Eine der Kontextkomponenten, von der angenommen wird, dass sie das Bewusstsein und die Ergebnisse des Patienten stark beeinflusst, ist die Information, die den Patienten zur Verfügung gestellt wird. Kam-Hansen und Kollegen untersuchten 66 Patienten mit episodischer Migräne in einer prospektiven Studie mit Probanden für wiederholte Messungen innerhalb der Probanden. Die Autoren wollten verstehen, wie die Variationen bei der Medikamentenmarkierung Placebo- und Arzneimittelwirkungen beeinflussen. Patienten, die eine unbehandelte Migräneattacke erlebten, wurden nach dem Zufallsprinzip einer Behandlung mit einer Pille Maxalt (10 mg Rizatriptan) oder Placebo zugeordnet, die jeweils einmal als "Maxalt", einmal als "Placebo" und einmal als "Maxalt oder Placebo" bezeichnet wurden. Die Wirksamkeit von Maxalt als Placebo und Placebo als Maxalt war ähnlich. Darüber hinaus war die Wirksamkeit von Open-Label-Placebo besser als die einer Behandlung, die über 50% der Arzneimittelwirkung ausmachte. Mit der Kennzeichnung "Maxalt" wurde die Wirksamkeit sowohl von Placebo als auch von Medikamenten bei Migräneanfällen erhöht. Darüber hinaus bestanden die Vorteile von Placebo auch dann, wenn das Placebo ehrlich beschrieben wurde. (Kam-Hansen *et al.*, 2014).

Bei der Bewertung der Ergebnisse zeigte sich auch, dass die Ansprechraten von Placebo bei der Behandlung akuter Kopfschmerzepisoden höher waren als bei der Kopfschmerzprophylaxe (Holroyd, Penzien and Cordingley, 1991).

Manchmal kann sich ein Placebo-Effekt in einen Nocebo-Effekt umwandeln. Mehrere Studienanalysen zeigten, dass, wenn Patienten, die Placebo-Behandlungen erhielten, über mögliche Nebenwirkungen von Medikamenten informiert wurden, diese Nebenwirkungen auftraten. Tatsächlich lag die Inzidenz zwischen 10 und 30% (Diener *et al.*, 2002; Reuter *et al.*, 2003; Macedo, Baños and Farré, 2008).

Ein weiterer wichtiger Aspekt ist der Einfluss des kulturellen Hintergrunds auf die Placebo-Wirksamkeit. Mehrere Studien haben gezeigt, dass Placebo-Effekte in der

Migränebehandlung bei Patienten aus Kanada und den USA signifikant besser waren als bei Patienten aus Europa (Loder, Goldstein and Biondi, 2005; Macedo, Farré and Baños, 2006).

Die Bedeutung des Placebo-Effekts bei der Behandlung von Migräne wurde auch in einem Review von Diener et al betont, in dem die Autoren angaben, dass "alle placebokontrollierten Studien, die zur Behandlung von Kopfschmerzen durchgeführt wurden, einen Placebo-Effekt zeigen" (Diener et al., 2008).

Die Wirkungen von Placebo können auch überraschend lang anhaltend sein. Laut mehreren Studien zeigten Placebos positive klinische Ergebnisse (Kopfschmerzentlastung oder schmerzfreie Tage) 6 oder 9 Monate (Brandes et al., 2004; Silberstein et al., 2004; Bussone et al., 2005; On, 2005).

5 Fazit und Zukunftsforschung

Unter Berücksichtigung dieser narrativen Literaturrecherche, die auf der Grundlage der Ergebnisse aus klinischen Studien durchgeführt wird, kann man schließen, dass Placebos (d. h. Scheinoperationen, Scheinakupunktur, pharmakologische Placebos) in der überwiegenden Mehrzahl der Fälle die klinischen Ergebnisse (definiert als Kopfschmerzen oder Tage ohne Schmerzen) in unterschiedlichem Maße verbessern können. Migräne ist eine komplexe Erkrankung, die trotz großartiger Forschungsanstrengungen eine globale Gesundheitsherausforderung immer noch darstellt. Heute sind eine Reihe von pharmakologischen Wirkstoffen als wirksame Methoden zur Behandlung von Migräne-assoziierten Symptomen und Anzeichen zugelassen. Sie konzentrieren sich meistens entweder auf die Prävention von auftretenden Kopfschmerzen oder die Behandlung akuter Anfälle. Migräne hat eine Reihe von Komponenten in ihrer Pathophysiologie, einschließlich genetischer Veranlagung, auslösender Faktoren sowie psychologischer Aspekte und Umweltmerkmale. Vermutlich könnten die beiden letzteren erklären, warum Placebo-

Therapiemöglichkeiten höchstwahrscheinlich einen so großen Einfluss auf die Behandlungsergebnisse haben. Obwohl Placebos keine Heilmethode für irgendeine Erkrankung, einschließlich Migräne, sein können, wie in diesem Artikel erörtert, wurde gezeigt, dass die Hinzufügung von ihnen in mehreren Studien zu einer Verbesserung der Symptome durch den Patienten führt. Kontextuelle, rituelle und umweltbezogene Aspekte der Therapie sind sehr wichtig und haben oft einen erheblichen Einfluss auf die Ergebnisse der Patienten. Die Behandlungsmethode kann eine wichtige Auswirkung auf das Ergebnis haben. Kliniker sollten daher diese Nuancen berücksichtigen und versuchen, die besten Wege zu finden, um sie in ihrer medizinischen Praxis umzusetzen. Es sollte auch beachtet werden, dass die Behandlungsreaktion auf Placebos nicht stabil ist und abhängig von einer Reihe von Faktoren wie Alter, kultureller Hintergrund, Erwartungen und gelieferten Informationen erheblich variieren kann. Trotzdem sind Placebo-Verfahren im Durchschnitt mit deutlich besseren Ergebnissen verbunden als keine Behandlung.

Zukünftige Studien sollten definieren, ob die Einführung einer routinemäßigen Placebo-Behandlung bei Patienten mit etablierter Migräne einen signifikanten klinischen Nutzen haben kann. Darüber hinaus ist es wichtig zu verstehen, welche Bevölkerungsgruppen von diesem Ansatz am meisten profitieren könnten. Dies sollte unter verschiedenen Gesichtspunkten bewertet werden, einschließlich ökonomischer und ethischer Gesichtspunkte. Kopf-an-Kopf-Studien werden viele noch nicht beantwortete Fragen klären. Es ist klar, dass diese Art von Bewertungen nicht nur auf Migräne oder Kopfschmerzen beschränkt sein sollte, da, wie bereits erwähnt, eine Vielzahl von Krankheiten vorliegt, deren pathophysiologische Prozesse von individuellen psychologischen und umweltbedingten Merkmalen abhängen.

6   Literaturverzeichnis

Becker, W. J. (2015) 'Acute migraine treatment', *CONTINUUM Lifelong Learning in Neurology.* doi: 10.1212/CON.0000000000000192.

Benedetti, F. (2010) 'The Placebo Effect', in *The Senses: A Comprehensive Reference.* doi: 10.1016/B978-012370880-9.00211-5.

Benedetti, F. (2015) 'Placebo Effect', in *International Encyclopedia of the Social & Behavioral Sciences: Second Edition.* doi: 10.1016/B978-0-08-097086-8.56021-8.

Benedetti, F. and Amanzio, M. (2011) 'The placebo response: How words and rituals change the patient's brain', *Patient Education and Counseling.* doi: 10.1016/j.pec.2011.04.034.

Di Blasi, Z. *et al.* (2001) 'Influence of context effects on health outcomes: A systematic review', *Lancet.* doi: 10.1016/S0140-6736(00)04169-6.

Brandes, J. L. *et al.* (2004) 'Topiramate for Migraine Prevention: A Randomized Controlled Trial', *Journal of the American Medical Association.* doi: 10.1001/jama.291.8.965.

Bussone, G. *et al.* (2005) 'Topiramate 100 mg/day in migraine prevention: A pooled analysis of double-blind randomised controlled trials', *International Journal of Clinical Practice.* doi: 10.1111/j.1368-5031.2005.00612.x.

Colloca, L., Sigaudo, M. and Benedetti, F. (2008) 'The role of learning in nocebo and placebo effects', *Pain.* doi: 10.1016/j.pain.2008.02.006.

De Craen, A. J. M. *et al.* (2000) 'Placebo effect in the acute treatment of migraine: Subcutaneous placebos are better than oral placebos', *Journal of Neurology.* doi: 10.1007/s004150050560.

Cutrer, F. M. (2010) 'Pathophysiology of migraine', *Seminars in Neurology*. doi: 10.1055/s-0030-1249222.

Diener, H. C. *et al.* (2002) 'Efficacy and tolerability in migraine prophylaxis of flunarizine in reduced doses: A comparison with propranolol 160 mg daily', *Cephalalgia*. doi: 10.1046/j.1468-2982.2002.t01-1-00309.x.

Diener, H. C. *et al.* (2008) 'The importance of placebo in headache research', *Cephalalgia*. doi: 10.1111/j.1468-2982.2008.01660.x.

Goadsby, P. J., Lipton, R. B. and Ferrari, M. D. (2002) 'Migraine — Current Understanding and Treatment', *New England Journal of Medicine*. doi: 10.1056/nejmra010917.

Holroyd, K. A., Penzien, D. B. and Cordingley, G. E. (1991) 'Propranolol in the Management of Recurrent Migraine: A Meta-analytic Review', *Headache: The Journal of Head and Face Pain*. doi: 10.1111/j.1526-4610.1991.hed3105333.x.

Hróbjartsson, A. and Gøtzsche, P. C. (2010) 'Placebo interventions for all clinical conditions', *Cochrane Database of Systematic Reviews*. doi: 10.1002/14651858.CD003974.pub3.

Kam-Hansen, S. *et al.* (2014) 'Altered placebo and drug labeling changes the outcome of episodic migraine attacks', *Science Translational Medicine*. doi: 10.1126/scitranslmed.3006175.

Kaptchuk, T. J. (2011) 'Placebo studies and ritual theory: A comparative analysis of Navajo, acupuncture and biomedical healing', *Philosophical Transactions of the Royal Society B: Biological Sciences*. doi: 10.1098/rstb.2010.0385.

Kaptchuk, T. J. and Miller, F. G. (2015) 'Placebo Effects in Medicine', *New England Journal of Medicine*. doi: 10.1056/nejmp1504023.

Kupers, R. and Marchand, S. (2005) 'Clinical relevance and ethical aspects of placebos', *Seminars in Pain Medicine.* doi: 10.1016/j.spmd.2005.02.002.

Loder, E., Goldstein, R. and Biondi, D. (2005) 'Placebo effects in oral triptan trials: The scientific and ethical rationale for continued use of placebo controls', *Cephalalgia.* doi: 10.1111/j.1468-2982.2004.00817.x.

Macedo, A., Baños, J. E. and Farré, M. (2008) 'Placebo response in the prophylaxis of migraine: A meta-analysis', *European Journal of Pain.* doi: 10.1016/j.ejpain.2007.03.002.

Macedo, A., Farré, M. and Baños, J. E. (2006) 'A meta-analysis of the placebo response in acute migraine and how this response may be influenced by some of the characteristics of clinical trials', *European Journal of Clinical Pharmacology.* doi: 10.1007/s00228-005-0088-5.

Meissner, K. *et al.* (2013) 'Differential effectiveness of placebo treatments: A systematic review of migraine prophylaxis', *JAMA Internal Medicine.* doi: 10.1001/jamainternmed.2013.10391.

Oken, B. S. (2008) 'Placebo effects: Clinical aspects and neurobiology', *Brain.* doi: 10.1093/brain/awn116.

On, H.-C. D. P. T.-H. C. D. M. J. A. L. G. S. S.-J. W. W. N. U. V. A. D. D. J. (2005) 'Topiramate in migraine prophylaxis". Results from a placebo-controlled trial with propranolol as an active control Received':, *Neurological Sciences.* doi: 10.1007/s10072-005-0425-6.

Reuter, U. *et al.* (2003) 'Placebo adverse events in headache trials: Headache as an adverse event of placebo', *Cephalalgia.* doi: 10.1046/j.1468-2982.2003.00530.x.

Silberstein, S. D. *et al.* (2004) 'Topiramate in migraine prevention: Results of a large controlled trial', *Archives of Neurology.* doi: 10.1001/archneur.61.4.490.

Silberstein, S. D. *et al.* (2012) 'Evidence-based guideline update: Pharmacologic treatment for episodic migraine prevention in adults report of the quality standards subcommittee of the American academy of neurology and the american headache society', *Neurology*. doi: 10.1212/WNL.0b013e3182535d20.

Speciali, J. G., Peres, M. and Bigal, M. E. (2010) 'Migraine treatment and placebo effect', *Expert Review of Neurotherapeutics*. doi: 10.1586/ern.10.8.

Stovner, L. J. *et al.* (2006) 'Epidemiology of headache in Europe', *European Journal of Neurology*. doi: 10.1111/j.1468-1331.2006.01184.x.

Thompson, W. G. (2000) 'Placebos: A review of the placebo response', *American Journal of Gastroenterology*. doi: 10.1016/S0002-9270(00)00971-0.

Ward, T. N. (2012) 'Migraine diagnosis and pathophysiology', *CONTINUUM Lifelong Learning in Neurology*. doi: 10.1212/01.CON.0000418640.07405.31.

Weatherall, M. W. (2015) 'The diagnosis and treatment of chronic migraine', *Therapeutic Advances in Chronic Disease*. doi: 10.1177/2040622315579627.

BEI GRIN MACHT SICH IHR WISSEN BEZAHLT

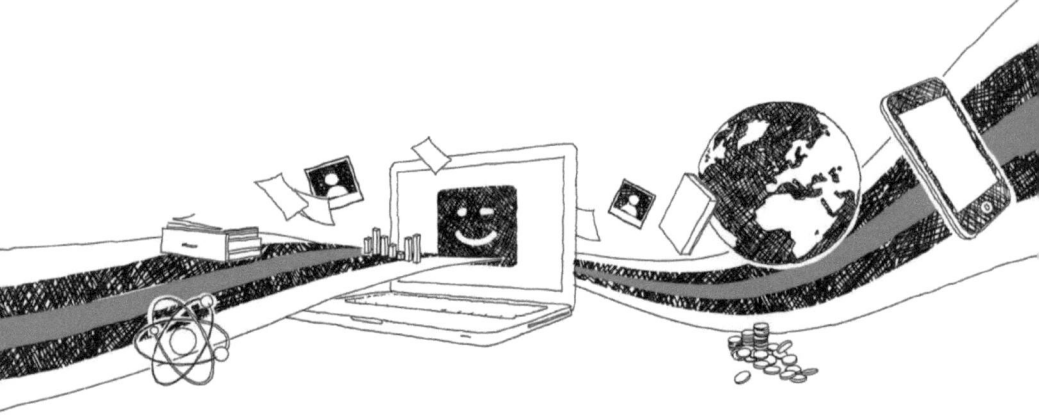

- Wir veröffentlichen Ihre Hausarbeit, Bachelor- und Masterarbeit

- Ihr eigenes eBook und Buch - weltweit in allen wichtigen Shops

- Verdienen Sie an jedem Verkauf

Jetzt bei www.GRIN.com hochladen und kostenlos publizieren

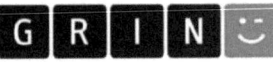